BEI GRIN MACHT SICH IHR WISSEN BEZAHLT

- Wir veröffentlichen Ihre Hausarbeit,
  Bachelor- und Masterarbeit

- Ihr eigenes eBook und Buch -
  weltweit in allen wichtigen Shops

- Verdienen Sie an jedem Verkauf

Jetzt bei www.GRIN.com hochladen und kostenlos publizieren

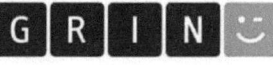

Bibliografische Information der Deutschen Nationalbibliothek:

Die Deutsche Bibliothek verzeichnet diese Publikation in der Deutschen National-
bibliografie; detaillierte bibliografische Daten sind im Internet über http://dnb.d-
nb.de/ abrufbar.

Impressum:

Copyright © 2016 GRIN Verlag, Open Publishing GmbH
Druck und Bindung: Books on Demand GmbH, Norderstedt Germany
ISBN: 9783668427532

Dieses Buch bei GRIN:

http://www.grin.com/de/e-book/356604/schlafen-sie-gut-grundlagen-und-bedeu-
tung-einer-praeoperativen-pflegevisite

Bianca Konrad

Schlafen sie gut! Grundlagen und Bedeutung einer präoperativen Pflegevisite

GRIN Verlag

GRIN - Your knowledge has value

Der GRIN Verlag publiziert seit 1998 wissenschaftliche Arbeiten von Studenten, Hochschullehrern und anderen Akademikern als eBook und gedrucktes Buch. Die Verlagswebsite www.grin.com ist die ideale Plattform zur Veröffentlichung von Hausarbeiten, Abschlussarbeiten, wissenschaftlichen Aufsätzen, Dissertationen und Fachbüchern.

Besuchen Sie uns im Internet:

http://www.grin.com/

http://www.facebook.com/grincom

http://www.twitter.com/grin_com

Ausarbeitung zur Übungssequenz

Erstellen einer Literaturarbeit

„Schlafen sie gut!" Über die Grundlagen und der Bedeutung einer präoperativen
Pflegevisite.

eingereicht von

Bianca Konrad

am

06.11.2016

Inhaltsverzeichnis

1. Einleitung

In Österreich finden mit steigender Tendenz etwa 1,2 Millionen Operationen im Jahr statt, ein Großteil davon sind elektive Eingriffe, reine Routine für das beteiligte Personal (Statistik Austria, 2014). Betrachtet man eine Operation aus Sicht der betroffenen Personen stellt dies ein außerordentliches Ereignis dar. Ein Patient, der vor einer OP steht, befindet sich oft in einem Gefühlschaos. Es treffen sich unterschiedliche Gefühle, Ängste und Hoffnungen. Er hofft auf Heilung und baldmögliche Wiederherstellung seiner Lebensqualität, hat Angst vor einem schlechten Befund, den postoperativen Schmerzen oder wird gar von Todesangst heimgesucht (Konschak, 2010), rund zwei Drittel bis mehr als drei Viertel aller Patienten leiden darunter (Gottschalk, 2004). Die Operation stellt eine besondere Lebenssituation dar, denn er ist während der Operation bewusstlos und abhängig, d.h. er muss sich auf oft völlig Fremde verlassen (Hollick & Kerres, 2004). Vor einem elektiven Eingriff lernt der Patient seinen Operateur, Anästhesisten und das Stationspersonal kennen, begegnet aber in der OP-Schleuse wieder neuen Menschen, mit Funktionskleidung und Mundmaske, in einer, für ihn, unbekannten und sterilen Umgebung. Der sedierte, möglicherweise in seiner Kommunikation, durch eventuell fehlende Hilfsmittel, eingeschränkte Patient trifft hier erstmals auf die Anästhesiepflege. Erwähnenswert hierzu ist auch eine finnische Studie, die sich mit der Qualität der intraoperativen Pflege aus der Sicht des Patienten beschäftigt, wonach sich 33% der Teilnehmer den Besuch einer Anästhesie- oder OP-Pflegeperson vor ihrer Operation wünschen (Leinonen, 1996; zitiert nach Hollick, 2004), auch Kolbe-Alberdi Vallejo (2004) und Konschak (2010) kommen zu einem ähnlichen Ergebnis.

Die Anästhesiepflegeperson ist nach dem Gesundheits- und Krankenpflegegesetz (GuKG) dazu verpflichtet, im Rahmen des eigenverantwortlichen Tätigkeitsbereiches, den Pflegeprozess durchzuführen (§14 Abs. 1 GuKG). Aktuell ist allerdings eher eine funktionelle Zergliederung der Patientenversorgung zu beobachten, die Pflegeplanung orientiert sich nicht am Gesamtaufenthalt des Patienten, sondern an seinen Teilaufenthalten in den prä- und postoperativen Stationen, der Funktionsbereich erscheint als Lücke (Kolbe-Alberdi Vallejo, 2004). Eine Möglichkeit zur Wiederherstellung der Kontinuität des Pflegeprozesses und somit auch der Qualitätssicherung in der Anästhesiepflege stellt die Durchführung einer präoperativen Pflegevisite dar. Die präoperative Pflegevisite definiert sich als Kontakt zwischen Patienten und Pflegeperson am Vortag der Operation. Die präoperative Pflegevisite verfolgt zwei wichtige und qualitätssichernde Ziele. Zum einem werden Daten und Informationen eingeholt, die spezifische Anamnese erfasst, um so die individuellen Bedürfnisse des Patienten zu erheben. Zum anderen soll der Patient über den Ablauf seines Operationstages aufgeklärt und auf sein individuelles Informationsbedürfnis eingegangen werden (Hollick, 2004). Unter Einbeziehung des Pflegeprozesses dient die Pflegevisite schließlich prä- und postoperativ der Optimierung der Pflegequalität (Klamt, 2004). In diesem Sinne trägt die präoperative Pflegevisite zur Erfüllung mehrerer Kriterien des patientenorientierten Qualitätsmanagements bei und ist auch geeignet, Schwachstellen in der Prozessqualität zu identifizieren und diese entsprechend zu korrigieren und modifizieren (Hollick, 2004). Diese Maßnahme eignet sich für Patienten, die vor einem elektiven operativen Eingriff stehen und soll dazu dienen, den Patienten ganzheitlich zu betreuen, indem ein vertrauensförderndes Setting geschaffen wird, in dem der Patient seine Ängste und Bedenken äußern kann, sowie über den Ablauf im Funktionsbereich der Anästhesiepflege informiert wird (Konschak, 2010). Konschak selbst implementierte 2004 im Rahmen seiner Examensarbeit die präoperative Pflegevisite im St. Vinzenz Hospital in Köln und erhielt in einer durchgeführten Patientenbefragung durchwegs positives Feedback der Patienten bezüglich der Reduzierung ihrer Ängste, auch im bereits angesprochenen Projekt von Kolbe-Alberdi Vallejo (2004) und die Studie „Patients` and nurses` expieriences of perioperative dialogues" von Lindwall, Post und Bergbom (2003) bestätigen dieses Ergebnis.

Insgesamt existieren nur sehr wenig praktische und pflegewissenschaftliche Kenntnisse zum Thema präoperative Pflegevisite, auch zeigt der Begriff eine gewisse Variationsbreite und wird sowohl in der nationalen als auch internationalen Literatur in verschiedenartiger Weise gebraucht und definiert (Görres et al., 2002).

Aus dem vorausgehend definierten Problembereich lassen sich folgende Forschungsfragen ableiten: Welche Aspekte sind bei der Durchführung einer präoperativen Pflegevisite zu beachten? Welche Funktion erfüllt die präoperative Pflegevisite für den Patienten und das ausführende Personal?

Das methodische Vorgehen entspricht betreffend den Anforderungen einer Literaturarbeit und dem systematischen Vorgehen einer kritischen Literaturrecherche, deren erste Etappe für das Erstellen des Arbeitskonzeptes im Juni 2016 stattfand, weitere Erhebungen ergaben sich während des Verfassens der Literaturarbeit im September 2016. Es wurden zu Anfang relevante und sucheffiziente Begriff im Kontext Präoperative Pflegevisite definiert. Daraus ergaben sich, um in der deutschsprachigen Literatur zu bleiben, folgende Stichwörter: Pflegevisite, präoperative Pflegevisite, präoperative Pflege, Anästhesiepflege, präoperative Phase. Es erfolgte eine computergestützte Suche vorerst in allgemeinen Suchmaschinen, wobei sich schon erste allgemeine Funde ergaben, danach im PMU-Account fachzeitschriftenorientiert, insbesondere in den Magazinen Pflege, Intensiv und Im OP. Im nächsten Schritt wurde auch in Fachdatenbanken recherchiert, in Pupmed, Aleph, UB-Search, CINAHL und im ZB Medsuchportal Lebenswissenschaften, welches eine erstaunlich umfangreiche Ergebnisliste aufwies. Im zweiten Schritt wurden die Literaturangaben der vorliegenden Funde auf ergebnisrelevante Titel eingesehen und eine weitere informatische Suche dieser begonnen. In diesem Verlauf wurde auch, um Belegmaterial in Bezug auf das Patientenempfinden zu haben, eine englischsprachige Studie sowie ein speziell den perioperativen Bereich betreffendes Buch besorgt, die unter dem Begriff „perioperative care" ermittelt wurden. Bezüglich wichtiger Bücher wurden einzelne im Fachhandel bestellt, sowie in der Präsenzbibliothek der Medizinischen Universität Graz ermittelt. Bei der recherchierten Literatur handelt es sich ausschließlich um Fachbücher, Fachartikel und wissenschaftliche Studien.

In dieser Arbeit sollen die einzelnen Aspekte, die für die Durchführung einer präoperativen Pflegevisite nötig sind und die Bedeutung der präoperativen Pflegevisite für den Patienten und das visitierende Pflegepersonal vorgestellt werden, sowie deren Vorteile ihren Nachteilen im Sinne einer dialektischen Methode gegenübergestellt und argumentiert werden. Das erste Kapitel beschreibt den theoretischen Hintergrund der präoperativen Pflegevisite. Es werden im ersten Unterpunkt verschiedene Definitionsbeispiele sowie wichtige Termini der präoperativen Pflegevisite präsentiert. Der nachfolgende Unterpunkt des ersten Kapitels widmet sich dem Pflegeprozess und dahingehend die Verortung der präoperativen Pflegevisite in diesem. Anschließend werden die gesetzlichen Rahmenbedingungen des Pflegeprozesses und somit auch der präoperativen Pflegevisite erläutert. Im zweiten Kapitel werden die Voraussetzungen und die einzelnen Schritte der Durchführung in chronologischer Reihenfolge erläutert. Begonnen wird mit der Deskription der wichtigsten Voraussetzungen, die für die Durchführung der präoperativen Pflegevisite nötig sind. Nachfolgend werden die zentralen Punkte der einzelnen Phasen, in allgemeiner Form betrachtet, beleuchtet. Das Anliegen des letzten Kapitels ist, einen Rahmen zu schaffen, in dem der Nutzen für die Patienten, sowie für das Pflegepersonal reflektiert wird. Abschließend werden in der Zusammenfassung die wichtigsten Punkte zentralisiert und ein Ausblick für weitere Forschung gegeben.

2. Theoretischer Hintergrund

Der theoretische Hintergrund zur präoperativen Pflegevisite im Funktionsbereich Anästhesiepflege, der im Folgenden aufgezeigt wird, umfasst die Begriffserklärung der präoperativen Pflegevisite, ihre Verortung im Pflegeprozess, sowie die gesetzliche Verankerung.

2.1. Begriffserklärung der präoperativen Pflegevisite

Die Pflegevisite ist ein regelmäßiger Besuch bei dem Patienten in Kombination mit einem Gespräch über seinen Pflegeprozess. Die Pflegevisite dient so der gemeinsamen Benennung der Pflegeprobleme und Ressourcen, bzw. der Pflegediagnose, der Vereinbarung von den gewünschten Pflegezielen, der Vereinbarung der Art und Häufigkeit der nötigen Pflegemaßnahmen und schließlich der Überprüfung der Angemessenheit und Wirksamkeit der Pflege (Heering, 2012). Im Operationsbereich soll die Pflegevisite in Form der präoperativen Pflegevisite durchgeführt werden, da die mitgelieferte Krankenakte für die optimale prä-, intra- und postoperative Betreuung nicht ausreicht. Die spezielle Definition der präoperativen Pflegevisite gleicht jener der Pflegevisite mit dem Unterschied, dass die präoperative Pflegevisite kein regelmäßiger, sondern ein einmaliger Besuch beim Patienten ist. Einerseits werden die individuellen Probleme und Bedürfnisse erhoben, aber auch Informationen über den Ablauf des Operationstages gegeben. Die präoperative Pflegevisite dient aber auch der Planung und Durchführung der postoperativen Pflege, indem dem Patienten die Möglichkeit gegeben wird, ihre Erwartungen auszudrücken und gleichzeitig Informationen über die postoperative Phase gegeben werden (Meineke-Wolf, 2004). Lindwall et al. (2003) fassen deshalb den gesamten Prozess um die präoperative Pflegevisite, im speziellen die unmittelbare prä-, intra- und postoperative Phase der Operation, als *„perioperative dialogue"* (S. 247) zusammen.

2.2. Die Vernetzung im Pflegeprozess

Der Pflegeprozess bezeichnet einen an den ganzheitlichen Bedürfnissen des Menschen orientierte und dahingehend laufend angepasste Pflege. Dadurch entwickelt sich eine Beziehung, zwischen Pflegenden und Pflegebedürftigen, die auf ein gemeinsames Ziel, die Problemlösung bzw. die Problemkompensation, ausgerichtet ist (Hellmann & Rößlein, 2012).

Es gibt mittlerweile verschiedene Ansätze des Pflegeprozesses, in „Caring for the perioperative patient" von Wicker & O'Neill (2013) wird dieser z.B. in assessment (Pflegeassessment), diagnosis (Pflegediagnostik), goal settings (Pflegeziele), interventions (Pflegemaßnahmen) und evaluation (Evaluation [Übersetzung durch den Verf.]) unterteilt und als perioperative Pflegeplanung beschrieben, diese Terminologie deckt sich mit der aktualisierten Fachterminologie des § 14 des Gesundheits- und Krankenpflegegesetz(§14 Abs. 2 GuKG). Innerhalb des Pflegeprozesses kann die präoperative Pflegevisite sowohl als Assessmentinstrument betrachtet werden als auch zur gemeinsamen Planung der Maßnahmen, sowie, durch den postoperativen Besuch, als Evaluationswerkzeug verstanden werden, mehr noch als „...Gespräch mit ihm [dem Patienten] über seinen Pflegeprozess als auch als Teil dessen in allen Bausteinen" (Hollick, 2004, S.20).

In der prä- und postoperativen Patientenversorgung wird der Pflegeprozess relativ konsequent angewendet. Die Phase, die der Patient im OP verbringt, erscheint jedoch als pflegerisches Vakuum, das es gilt zu schließen (Meineke-Wolf, 2004).

2.3. Gesetzliche Verankerung

Die Realisierung des Pflegeprozesses stellt in professioneller und rechtlicher Hinsicht, beziehend auf den eigenverantwortlichen Tätigkeitsbereich, auch im Funktionsbereich absolute Notwendigkeit dar (Kolbe-Alberdi Vallejo, 2004).

Der rechtliche Bereich der Eigenverantwortlichkeit (§ 14 Abs. 1 GuKG) bedeutet die fachliche Weisungsfreiheit jedes zur Berufsausübung berechtigten Angehörigen des gehobenen Dienstes für Gesundheits- und Krankenpflege im Rahmen seines Berufsbildes. Mit dem Wort „eigenverantwortlich" wird aber auch zum Ausdruck gebracht, dass Angehörige des gehobenen Dienstes für Gesundheits- und Krankenpflege für den Schaden, den sie infolge nicht fachgemäßer Behandlung verursacht haben, selbst haften (Weiss & Lust, 2014).

Bei der Eigenverantwortlichkeit in Bezug auf die spezielle Thematik der präoperativen Pflegevisite sind folgende Tätigkeiten explizit zu erwähnen.

Der eigenverantwortliche Tätigkeitsbereich (§14 Abs. 2 GuKG) umfasst die eigenverantwortliche Diagnostik, Planung, Organisation, Durchführung und Kontrolle aller pflegerischen Maßnahmen im intra- und extramuralen Bereich (Pflegeprozess). Dies beinhaltet insbesondere die Pflegeanamnese, die Pflegediagnose, die Pflegeplanung, die Durchführung der Pflegemaßnahmen, die Pflegeevaluation sowie die psychosoziale Betreuung (Weiss & Lust, 2014).

§ 20 des GuKG beschreibt den eigenverantwortlichen Tätigkeitsbereiche der Anästhesiepflege und erwähnt nochmals das Erfassen pflegerelevanter Erfordernisse, Feststellung der Bedürfnisse, Planung der Pflege, Durchführung der Pflege sowie die Dokumentation der pflegerelevanten Tätigkeiten (Funktions- Organisationsprofil. Funktionsbereich Anästhesie, 2014).

Die präoperative Pflegevisite stellt somit ein umfassendes Instrument dar, den gesetzlichen Bestimmungen Folge zu leisten und somit zur Optimierung der Pflegequalität im Funktionsbereich beizutragen (Kolbe-Alberdi Vallejo, 2004).

3. Aspekte der Pflegevisite

In der Literatur finden sich keine einheitlichen Vorgaben über die Durchführung der präoperativen Pflegevisite, es werden Empfehlungen beschrieben und in den Einrichtungen, die die präoperative Pflegevisite bereits implementiert haben, werden diese entsprechend der internen Organisationsstruktur adaptiert. Nachfolgend werden die zentralen Aspekte, die bei der Durchführung der präoperativen Pflegevisite zu beachten sind, chronologisch aufbereitet.

3.1. Anforderungen der präoperativen Pflegevisite

Um ein optimales Ergebnis zu erreichen, ist das Erreichen mehrerer Voraussetzungen nötig, der Grundstock dieser liegt in erster Linie in der Unterstützung und Organisation durch das mittlere Management im Rahmen der Dienstplangestaltung, da es nach Konschak (2010) absolut notwendig ist, die Visite durch die idente Pflegeperson durchzuführen, die auch in der perioperativen Phase anwesend ist und auch die entsprechende Bereitschaft gegeben ist.

Ohne die Mitarbeit und Motivation des Patienten ist eine Durchführung der Pflegevisite obsolet, der Patient wird deshalb über die Zielsetzung der Pflegevisite informiert und muss dieser zumindest partiell zustimmen und seine Bereitschaft zur Zusammenarbeit ausdrücken, demnach ist eine Ablehnung entsprechend zu berücksichtigen (Meineke-Wolf, 2004)

Um sich ein umfassendes Bild der Problematik zu machen, sollte man sich nach Konschak (2011) im Vorfeld mit der Krankengeschichte vertraut machen und auch die Perspektive des unmittelbaren Stationspflegepersonales miteinbeziehen, was eine angemessene Kooperationsbereitschaft erfordert.

Nach Erfüllung dieser Voraussetzungen kann mit dem präoperativen Gespräch begonnen werden, dessen Eigenschaften im darauffolgenden Kapitel beschrieben werden.

3.2. Das präoperative Gespräch

Der Vortag der OP bietet sich als bester Zeitpunkt für das präoperative Gespräch an, es besteht noch genügend Abstand zum geplanten Eingriff und der Patient ist nicht durch eine bereits stattgefundene Prämedikation in seiner Kommunikationsfähigkeit beeinträchtigt (Konschak, 2011). Prinzipiell sollte das Gespräch an einem ruhigen und angenehmen Ort stattfinden, kann aber auf Wunsch des Patienten aber auch in seinem Zimmer stattfinden.

Um den Wiedererkennungswert zu erhöhen und so Vertrauen zu schaffen, kommt die Pflegefachkraft bereits in der speziellen Bereichskleidung zum Patienten.

Im Rahmen des präoperativen Gespräches werden zwei Ziele verfolgt. Erstens werden prozessrelevante Daten, die während des Aufenthaltes des Patienten im Operationssaal, im Aufwachraum und der postoperativen Station von Bedeutung sind, erhoben (Kolbe-Alberdi Vallejo, 2004) und zweitens soll der Patient verständlich und klar strukturiert über den Ablauf seines Operationstages im Sinne von prä- und postoperativen Geschehnissen und intraoperative Abläufe informiert werden (Meineke-Wolf, 2004).

Ein Hauptaugenmerk besteht in Angstreduktion durch Information, ohne psychotherapeutische Strategien zu verfolgen, sondern vielmehr eine situationsbedingte Hilfestellung darstellend (Höfing, 1988).

3.3. Die intraoperative Phase

Die intraoperative Phase beginnt, wenn der Patient im Operationsaal oder der Patientenschleuse eintrifft und die visitierende Pflegekraft nochmals die geplanten Maßnahmen erklärt. Zusätzlich ist dies ein weiterer Schritt heraus aus der Anonymität im OP und der möglichen Reduktion des Patienten auf seine Krankheit. Die entstandene Beziehung vermittelt den Patienten ein Sicherheitsgefühl (Lindwall et al., 2003). Auch in einem von Konschak 2010 durchgeführten Projekt zeigt sich diesbezüglich eine durchwegs positive Resonanz der Patienten. Durch die am Vortag erhobene Anamnese kann auch Sprachbarrieren und eventuellen Kommunikationseinschränkungen am OP-Tag entsprechend begegnet werden und der Patient kann aktiv am intraoperativen Prozess teilnehmen (Konschak, 2010).

3.4. Der postoperative Besuch

Einige Tage nach der Operation sollte der Patient erneut und idealerweise, um die Kontinuität zu bewahren, von derselben Pflegeperson besucht werden, um sich nach seinem Befinden zu erkundigen, das Erlebte gemeinsam zu reflektieren und zur Abrundung des Pflegeprozesses zu evaluieren (Lindwall et al., 2003).

Meineke-Wolf resümiert 2004 über das Projekt präoperative Pflegevisite an einer deutschen, 2472 Betten umfassenden, Klinik, dass die postoperativen Besuche noch sporadisch wären, jedoch unerlässlich für den Pflegeprozess, die Qualitätssicherung und nicht zuletzt auch die Sensibilität der Mitarbeiter revitalisiere und deshalb als fester Bestandteil etabliert werden müsse.

4. Ziele der Pflegevisite

In diesem Kapitel wird die Funktion der präoperativen Pflegevisite einerseits für das ausführende Personal und andererseits für den Patienten dargestellt. Lindwall et al. merkt dazu an, dass die Ziele und Bedeutung der präoperativen Pflegevisite nicht eindeutig getrennt werden können und müssen, da durch den Aufbau einer Beziehung eine Symbiose mit multifaktoriellen Einflüssen entsteht

4.1. Kontext Pflegepersonal

Die Pflege muss sich heute im Sinne einer professionellen Dienstleistung neuen Herausforderungen und Aufgaben stellen, auch Begriffe wie Qualitätssicherung und Qualitätskontrolle werden immer häufiger diskutiert. Das Ergebnis eines effizienten Qualitätsmanagements bedeutet aber nicht nur die optimale Patientenversorgung und Senkung der Kosten, sondern im Kontext der präoperativen Pflegevisite die aktive Professionalisierung einer ganzen Berufsgruppe (Busch, Reinert & Pätzhold, 2003) und verbessert gleichzeitig das Bild der Pflege in der Öffentlichkeit (Görres et al., 2002). Die präoperative Pflegevisite macht die Leistungen der Anästhesiepflege transparent und bekannt und verdeutlicht, dass Pflege in diesem Fachbereich mehr als nur „technische Assistenz", sondern ein individueller, hochqualifizierter und spezialisierter Fachbereich des Gesundheitssystems (Vodisek, 2005; Meineke-Wolf, 2004) ist. Weiters hilft die präoperative Pflegevisite, Leistungen der Anästhesiepflege vergleichbar und somit den Kostenträgern darstellbar zu machen (Liehn, 2006). Überlegungen, die angesichts wirtschaftlicher Aspekte, vor allem in Bezug auf den Einsatz qualifizierter Fachkräfte, Sinn machen und zeigen, dass Pflege in der Anästhesie mehr als nur technische Assistenz ist (Tischer, 2008; Vodisek, 2005). Andererseits bietet die Pflegevisite auch die Möglichkeit verdeckte Ressourcen zu ermitteln, indem Schwachstellen in den Arbeitsabläufen oder beim Materialverbrauch erkannt und aufgehoben werden können (Hellman & Rößlein, 2012).

Ebenso beschreibt die gesetzliche Lage nach §68 GuKG die nötige Qualifizierung im Rahmen einer Sonderausbildung für Intensiv- bzw. Anästhesiepflege (§68 Abs. 2 GuKG). Die qualitative Studie von Lindwall et al. (2003) verdeutlicht zudem die gelungene Transparenz und die Anerkennung der Profession aus Patientensicht: *„patients stated that nurses were skilfull und competent"* (Lindwall et al., 2003, S. 249). Aus der Sicht der Pflegenden bekommt Pflege in einem Funktionsbereich in dieser Studie eine völlig neue Bedeutung, durch die Kontinuität im perioperativen Dialog zeigt sich Pflege als eine Beziehung, getragen von Mitgefühl und Verantwortung, führt so zu neuer Motivation und fördert die Sensibilität gegenüber der speziellen Situation des Patienten. Lindwall et al.

(2003) sprechen in diesem Zusammenhang von einer gegebenen Möglichkeit, perioperative Pflege auf Basis einer Partnerschaft und in einer neuen würdevollen Weise zu gestalten, Hellmann & Rößlein (2012, S. 9) verwenden hierfür treffend den Begriff „Pflegekultur". Einigkeit besteht nach Konschak (2010) auch bezüglich der qualitätssichernden Funktion durch eine kontinuierlich durchgeführte Pflegevisite hier können neben verbesserter Prozessqualität auch Kriterien der Ergebnisqualität erreicht werden, insbesondere unter Berücksichtigung der Patientenzufriedenheit, Patientensicherheit und Mitarbeiterzufriedenheit. Fakten die auch in den Studien von Görres et al. (2002), Schmid Büchi (2001), Schönebäumer (2000) und dem Projekt „präoperative Pflegevisite von Kern, Pollandt, Klaschka, Freysinger & Brinkmann (2000), welches noch den verbesserten Informationsfluss zwischen den Abteilungen und einen gezielteren Ressourceneinsatz hervorhebt, bestätigt werden. Faktoren die auch Meineke-Wolf 2004 bestätigt und zusätzlich die Generierung von Wissen durch die intensive theoretische Auseinandersetzung mit der perioperativen Situation des Patienten hervorhebt.

4.2. Kontext Patient

Der Patient wird bei der präoperativen Pflegevisite, wie bei einem Besuch üblich, als Gesprächspartner der Pflegenden betrachtet und hat damit die Rolle eines Mitwirkenden bzw. eines Gleichberechtigten am perioperativen Pflegeprozess, definiert von Hollick (2004, S. 22) durch den Begriff *„Pflege auf Augenhöhe"*. Gleichzeitig beugt die präoperative Pflegevisite dadurch dem Abhandenkommen des Patienten im Sinne einer Depersonalisierung durch Reduktion auf die Operation vor.

Gerade diese Anonymität in Kombination mit Gefühl der Machtlosigkeit kumuliert mit den bereits bestehenden, mannigfaltigen Ängsten rund um seine Erkrankung und die damit verbundene Operation. Gegen diese Ängste hat sich die präoperative Pflegevisite durch die Transparenz der bevorstehenden Ereignisse in Form von umfassender Information und dem Aufbau einer vertrauensvollen Beziehung bewährt (Klamt, 2004). Die subjektive Bewertung der Informationsnützlichkeit von Patienten vor elektiven Eingriffen in einer Untersuchung von Hölbing (1988) ergab, dass die Patienten das Verständnis der Krankenpflegeperson mit 70% und damit signifikant über der Information der Ärzte bewerteten. Den Schwerpunkt dieses Effektes stellt das mitmenschliche Gespräch dar, das in Form von Vertrauensbildung zu einer gelungen Angst- und Stressreduktion sowie eine deutliche Befindlichkeitsverbesserung führt, darauf weisen nach Kolbe-Alberdi Vallejo (2004) die direkten und indirekten Äußerungen der Patienten hin. Bezugnehmend auf ihr Projekt aus dem Jahr 1994 bezüglich der pädagogischen Aspekte der präoperativen Pflegevisite werden diese Effekte noch durch Enkulturations- und Rollenbewältigungshilfe, Complianceverbesserung und Beseitigung von

Fehlerwartungen ergänzt (Kolbe-Alberdi Vallejo, 1994; zitiert nach Kolbe-Alberdi Vallejo, 2004). Zu ähnlichen Ergebnissen, vor allem in Bezug auf das durch Vertrauen entstandene Sicherheitsgefühl „we share a story", kommt auch Lindwall et al. (2003, S. 249.), sowie in etwas allgemeinerer Betrachtung auch Schmid Büchi (2001). Die quantitative Studie „Psychologische Vorbereitung auf chirurgische Operationen" von Höfing (1988) kann diesbezüglich auch Zahlen liefern, die intraoperativen Schwankungen von Herzrate und Blutdruck waren geringer (p=0,051) und die visitierten Patienten verließen die Klinik durchschnittlich um 2,6 Tage früher. Rückbeziehend auf die Patientenzufriedenheit, führt diese wiederum auch zu einem positiven Ruf des Hauses und somit zu einer Zunahme der Patienten, nach einer Patientenumfrage des Fraunhofer Institutes gaben 93% der Befragten auf die Frage nach den Auswahlkriterien für eine Institution zur Behandlung ihrer Erkrankung den Ruf der Einrichtung an (Kern, M., 2004; zitiert nach Konschak, 2010, S. 22)

5. Zusammenfassung, Diskussion und Ausblick

Die Tatsache, dass dem Patienten eine Operation bevorsteht bedeutet für ihn immer eine Extremsituation, die mit Angst und Stress verbunden ist. Ein großer Aspekt ist sicher die Angst vor der unbekannten Umgebung, den fremden Geräuschen, den „vermummten", unpersönlichen Menschen, der Ungewissheit, was auf einen zukommt und die zu erwartende Diagnose. Die vor der Operation verabreichte Prämedikation führt häufig zu einer herabgesetzten Reaktions- und Aufnahmefähigkeit. Die Patienten sind unter diesen Umständen gegebenenfalls nicht in der Lage sich mitzuteilen und auf Anweisungen zu reagieren. Aus dieser Situation heraus ist es dem verantwortlichen Personal nicht möglich, den Pflegeprozess in angemessener Form anzuwenden und durchzuführen. Auf Basis der Arbeit kann ein positiver Effekt durch Implementierung der präoperativen Pflegevisite zusammengefasst werden. Es profitieren die Pflegepersonen durch professionelles Handeln und Kontinuität der patientenorientierten Pflege auch in der Funktionsabteilung. Des Weiteren erfährt die Pflege in der Anästhesie eine Aufwertung durch Transparenz ihrer Leistungen und Hervortreten aus der Anonymität. Die präoperative Pflegevisite ist ein sinnvolles Werkzeug den gesetzlichen Rahmenbedingen Genüge zu tun und dient somit auch der Qualitätssicherung. Ebenso kann der Patient aus seiner „duldenden" Rolle heraustreten, kann Verantwortung in seinem Pflegeprozess übernehmen und erfährt zudem Angstreduktion durch Information.

Trotz den beschriebenen, überwiegenden Vorteilen, ist die strukturell verankerte Durchführung der präoperativen Pflegevisite auf einige Projekt- und Pionierarbeiten beschränkt. Eine Untersuchung von verschiedenen Anästhesieabteilungen von Vodisek ergab 2005, dass an keinem Haus eine präoperative Pflegevisite durchgeführt wurde, obwohl dies von der Mehrheit der dort beschäftigten Pflegekräfte befürwortet wurde. Als Gründe, warum keine präoperative Pflegevisite durchgeführt wurde, wurden nach Görres et al. (2002) in erster Linie Zeit- und Personalmangel genannt. Dies verdeutlicht, dass trotz zahlreicher Vorteile der Pflegevisite, eine Implementierung in die Praxis ohne einen universellen Umdenkprozess von Seiten der Organisationsleitung kaum möglich sein wird.

Die zu Anfang gestellten Forschungsfragen konnten zur Gänze beantwortet werden. Bei der Beantwortung zeigten sich jedoch unterschiedliche Konzepte über das Thema präoperative Pflegevisite. Die Grenzen dieser Arbeit liegen deshalb auch darin, dass die Ergebnisse noch nicht verallgemeinerbar sind, da größtenteils Projekte und Erfahrungsberichte als Literaturbasis dienten.

Diese Literaturarbeit gibt einen Überblick über die präoperative Pflegevisite, jedoch bedarf es noch mehrerer Projekte und Studien zur präoperativen Pflegevisite, um deren Stellenwert hervorzuheben, das Konzept zu vereinheitlichen und eventuell auch quantifizieren zu können.

Weiterführend könnte auch geklärt werden, welcher Spezialbereich die präoperative Pflegevisite durchführen sollte. In der Literatur wird häufig die Abwicklung durch das OP-Pflegepersonal beschrieben, die Organisation durch das Anästhesiepersonal wird eher vernachlässigt. Einzig Vodisek (2005) spricht sich deutlich für das Anästhesiepersonal aus, da sie, anders als alle anderen Berufsgruppen in der gesamten perioperativen Phase Kontakt zum Patienten haben.

6. Literaturverzeichnis

Busch, R., Reinert, P. & Pätzold, E. (2004). Die Pflegevisite als strukturierendes Element im Pflegeprozeß. *Intensiv, 12,* 54-60. doi: 10.1055/s-2004-812984

Görres, S., Hinz, M., Reif, K., Apenberg, U., Augustin, B., Bruns, D., Fischer, H., ... Wiemann, S. (2002). Pflegevisite: Möglichkeit und Grenzen. Eine empirische Untersuchung in den Bundesländern Bremen, Hamburg, Mecklenburg-Vorpommern, Niedersachen und Schleswig-Holstein. *Pflege, 12,* 25-32.

Heering, C. (Hrsg.). (2012). *Das Pflegevisiten-Buch.* (3., erg. Aufl.) Bern: Hans Huber Verlag.

Hellmann, S. & Rößlein, R. (2012). *Pflegevisite in Theorie und Praxis für die ambulante und stationäre Pflege. Mit Transparenzkriterien, Risikobereichen und Checklisten.* (3., aktualisierte Aufl.). Hannover: Brigitte Kunz Verlag.

Höfing, S. (1988). *Psychologische Vorbereitung auf chirurgische Operationen.* Heidelberg: Springer.

Hollick, J. (2004). Die Pflegevisite. In J. Hollik & A. Kerres (Hrsg.), *Pflegevisite. Ein Praxisleitfaden für die Krankenpflege im Operationsdienst und die stationäre Kranken- und Altenpflege.* (1. Aufl. S. 29-102) Stuttgart: Kohlhammer.

Kern, M., Pollandt, R., Klaschka, A., Freysinger, G., Brinkmann, A. (2000). Qualitative Verbesserung der präoperativen Pflege durch die präoperative Pflegevisite. Beitrag zur Gesundheitförderung und zur Qualitätsverbesserung im Krankenhaus. In C. Dietscher, P. Nowak, J. Pelikan (Hrsg.), *Das Krankenhaus als gesundheitsfördernder Arbeitsplatz* (Band 9, S. 198-206). Wien: Facultas Universitätsverlag.

Klamt, F. (2004). Die präoperative Pflegevisite. *Pflege aktuell, 58*(9), 464-466

Kolbe-Alberdi Vallejo, C. (2004). Projekt „Prä- und postoperative Pflegevisite" In J. Hollik & A. Kerres (Hrsg.), *Pflegevisite. Ein Praxisleitfaden für die Krankenpflege im Operationsdienst und die stationäre Kranken- und Altenpflege.* (1. Aufl. S. 103-110) Stuttgart: Kohlhammer.

Kolbe-Alberdi Vallejo, C. (2004). „Der Pflegeprozess des Patienten in der perioperativen Phase unter besonderer Berücksichtigung der präoperativen Pflegevisite" In J. Hollik & A. Kerres (Hrsg.), Pflegevisite. Ein Praxisleitfaden für die Krankenpflege im Operationsdienst und die stationäre Kranken- und Altenpflege. (1. Aufl. S. 111-122.) Stuttgart: Kohlhammer.

Konschak, K. (2010). *Die präoperative Pflegevisite als Kriterium der Qualitätssicherung im Krankenhaus. Examensarbeit.* Norderstedt: Grin Verlag.

Konschak, K. (2011). Gut beraten in den OP. *Im OP.* doi: 10.1055/s-0031-1292256

Krankenanstalten Gesellschaft (KAGes) (2014). Funktions- Organisationsprofil. Gehobener Dienst für Gesundheits- und Krankenpflege. Funktionsbereich Anästhesie. Feldbach: Landeskrankenhaus Feldbach

Liehn, M. (2006). Qualitätsmanagment und Dokumentation. In M. Liehn, S. Grüning & N. Köhnson, *OP und Anästhesie. Praxishandbuch für Funktionsdienste.* Heidelberg: Springer Medizin Verlag

Lindwall, L., Von Post, I. & Bergbom, I. (2003). Patients and nurses experience of perioperative dialogues. *Journal of Advanced Nursing, 43*(3), 246-253

Meineke-Wolf, E. (2004). Der Pflegeprozess im OP und die präoperative Pflegevisite. In J. Hollik & A. Kerres (Hrsg.), *Pflegevisite. Ein Praxisleitfaden für die Krankenpflege im Operationsdienst und die stationäre Kranken- und Altenpflege.* (1. Aufl. S. 29-102) Stuttgart: Kohlhammer.

Schmid Büchi, S. (2001). Wie schätzen Patientinnen und Patienten Caring ein, welches sie erfahren haben? Patientinnen und Patienten beurteilen Caring. *Pflege, 14,* 152-160 doi:10.1024/1012001.92.14.3.152

Schönebäumer, A. (2000). Kritische Auseinandersetzung mit der präoperativen Pflegevisi-te. *Pflege aktuell, 54*(1), 14-17

Statistik Austria (2014). *Medizinische Leistungen bei Spitalsentlassung 2014 nach Unterkapiteln des Leistungskataloges.* Zugriff am 05.11.2016. Verfügbar unter https://www.statistik.at/web_de/nomenu/suchergebnisse/index.html?searchQuery=operation en%202013&n1=1&n2=1&n3=1&n4=1&n5=1&n6=1&n7=1&n8=1&n9=1&n0=31

Tischer, C. (2008). Brauchen wir auch zukünftig Fachpersonal in der Anästhesie? *Intensiv.* doi: 10.1055/s-2008-1027777

Vodisek, F. (2005). Ist „Pflege in der Anästhesie" Pflege in einem spezialisierten Fachbereich? *Intensiv, 13,* 66-74. doi:10.1055/s-2004-813906

Weiss, S. & Lust, A. (Hrgs.). (2014). *GuKG. Gesundheits- und Krankenpflegegesetz.* (7., überarb. und aktualisierte Aufl.). Wien: Manzsche Verlag- und Universitätsbuchhandlung.

Wicker, P. & O´Neill, J. (2013). *Caring for the perioperative patient*. (2. Aufl.). Hoboken: Wiley-Blackwell.

BEI GRIN MACHT SICH IHR WISSEN BEZAHLT

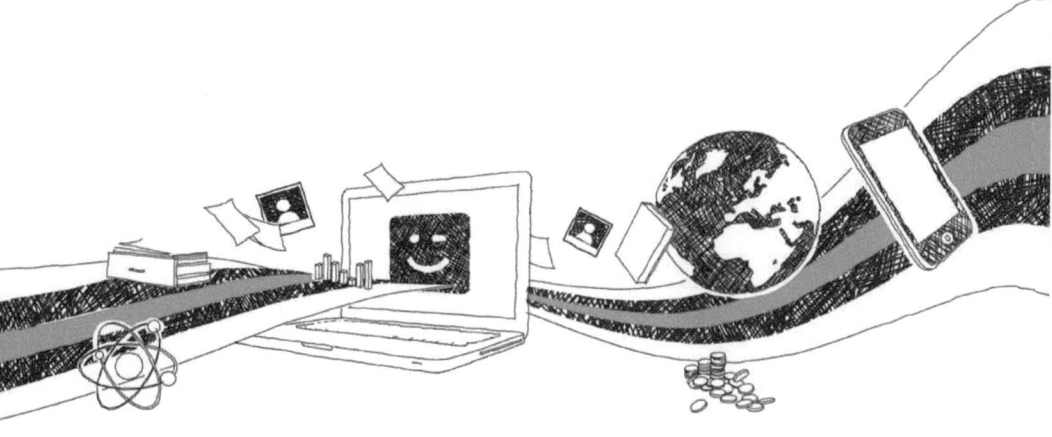

- Wir veröffentlichen Ihre Hausarbeit,
  Bachelor- und Masterarbeit

- Ihr eigenes eBook und Buch -
  weltweit in allen wichtigen Shops

- Verdienen Sie an jedem Verkauf

Jetzt bei www.GRIN.com hochladen und kostenlos publizieren

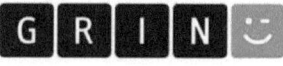